AF462279

DU CHOLÉRA-MORBUS,

ET DE CE QU'ON A FAIT

DANS LE DÉPARTEMENT DE LA SARTHE

POUR SE PRÉSERVER DE CETTE MALADIE,

ET POUR VENIR AU SECOURS

DES PERSONNES QUI EN SERAIENT ATTEINTES;

PAR F. ETOC-DEMAZY,

PHARMACIEN; MEMBRE DU JURY MÉDICAL; SECRÉTAIRE DE LA COMMISSION CENTRALE DE SALUBRITÉ; DES SOCIÉTÉS ROYALE D'AGRICULTURE, SCIENCES ET ARTS DU MANS; DE MÉDECINE DE LA SARTHE; CORRESPONDANT DE LA SOCIÉTÉ DES SCIENCES PHYSIQUES, CHIMIQUES ET ARTS INDUSTRIELS DE PARIS, ET DE CELLE DES ANTIQUAIRES DE NORMANDIE.

« Ici régnait la crainte;
Plus loin c'était la mort. »

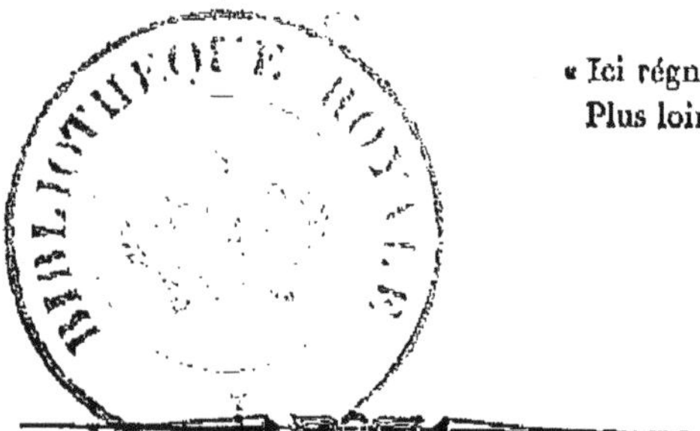

AU MANS,

DE L'IMPRIMERIE DE MONNOYER.

1833.

DU

CHOLÉRA-MORBUS;

MÉMOIRE PRÉSENTÉ

A M. V.^{or} TOURANGIN,

PRÉFET DU DÉPARTEMENT DE LA SARTHE.

INTRODUCTION.

Il s'est écoulé plus d'un an depuis l'apparition du Choléra-Morbus en France; et depuis six mois au moins il n'existe plus autour de nous. Le moment est donc venu d'écrire ce qui s'est passé dans la Sarthe au sujet de cette grave maladie. Je profiterai des fonctions que j'exerçais alors pour remplir cette tâche, qu'elles me rendront plus facile. Aidé de mes amis et de mes correspondans, j'espère rapporter les faits avec exactitude; et si mon travail n'offre pas l'intérêt du moment, peut-être en pourra-t-il acquérir, à mesure que l'on s'éloignera de l'époque calamiteuse dont je vais esquisser une faible partie du tableau.

Le Maine a souvent été envahi par des peuples barbares, et par les troupes des comtes de Bretagne et d'Anjou. Il a eu à se défendre, dans les tems anciens, des Romains et des Francs; au moyen âge, des *Sitones* ou Normands; des Saxons, accourus de la Chersonèse Cimbrique; et des Anglais. Tout récemment encore, il a été désolé par les discordes civiles et a souffert de l'invasion étrangère.

La guerre et une grande intempérie des saisons amènent toujours après elles la misère et la disette, qui développent à leur tour des maladies plus ou moins meurtrières. Les historiens, parlant de celles qui ont affligé la Cénomanie, à partir du onzième siècle (1), où une horrible famine existait au Mans et dans ses environs, les désignent presque indistinctement sous les noms de *peste*, d'*épidémie*, de *contagion*, de *dyssenterie*. Ils les indiquent aux années 1085, sous Philippe I.er; 1136 à 1144, sous Louis-le-Gros et Louis-le-Jeune; 1341 et années suivantes, sous Philippe-de-Valois : c'était la peste noire qui emporta les deux tiers de la population, et que quelques auteurs ont mal à propos qualifiée du nom de choléra; 1484, sous Charles VIII; 1583, sous Henri III (2); 1601, 1602,

(1) Le Corvaisier, dans son *Histoire des Évêques du Mans*, parle aussi de deux *pestilences* qui régnèrent dans le Maine sous les pontificats de Saint-Pavace, au commencement du quatrième siècle, et de Saint Innocent, 513-559. Il est vraisemblable que cette dernière est le typhus qui prit naissance sur les côtes de Mauritanie en 542, parcourut l'Europe l'espace de cinquante-deux ans, et y fit périr, au rapport de Procope, une immense quantité de poissons.

(2) Voici ce que dit Montaigne, témoin oculaire de cette épidémie, qui sévissait aussi dans l'Aquitaine : « Or lors, quel exemple de resolution ne vismes-nous, en la simplicité de tout ce peuple? Généralement chascun renonçoit au soing de la vie : les raisins demeurèrent suspendus aux vignes, le bien principal du pays : tous indifféremment se preparans et attendans la mort, à ce soir, ou au lendemain : d'un visage et d'une voix si peu effrayée, qu'il semblait qu'ils eussent compromis à cette nécessité, et que ce fust une condamnation universelle et inévitable.... Enfans, jeunes, vieillards, ils ne s'estonnent plus, ils ne se pleurent plus. J'en vis qui craignoient de demeurer derrière, comme dans une horrible solitude. »

Essais, *liv.* 3, *chap.* 12.

1603 et 1606, sous Henri IV (1) : alors le mal est à son comble et se prolonge jusqu'en 1613. Une autre épidémie se déclare en 1625 et dure quatre ans ; d'autres en 1637 et 1638, sous Louis XIII ; en 1694, sous Louis XIV ; 1769 et 1779, sous Louis XV et Louis XVI ; 1793 et 1794, au tems de la République, après le passage des Vendéens ; enfin en 1832, sous le règne de Louis-Philippe I.er C'est seulement sur cette dernière époque que j'écris ce mémoire. On y verra que la maladie ne s'est montrée que dans le Bas-Maine ; qu'elle a respecté l'autre partie de cette ancienne province, ainsi que tout le département de la Sarthe.

§. 1.er

Origine du Choléra-Morbus ; sa marche, son invasion en France.

Le choléra-morbus, long-tems inconnu en Europe, mais endémique dans l'Inde, où il règne depuis un temps immémorial, paraît avoir fait peu de victimes dans cette dernière contrée, jusqu'au mois d'août 1817. Mais alors il éclate tout à coup, et avec une malignité sans exemple, parmi les habitans de Jessore, ville du Bengale près de Daca et des bords du Gange. Bientôt il paraît à Calcuta, ravage l'Indostan, parvient à Bombay, après avoir traversé la presque île occidentale ; il se répand ensuite le long des côtes du

(1) C'était le *trousse-galant*, qu'on ne doit pas confondre avec le choléra-morbus. Zacuto Lusitano en fait mention sous le nom de colique, après avoir décrit le choléra quelques pages plus haut.

Malabar et du Coromandel, et le 8 octobre 1818, il a gagné Madras. Des vaisseaux l'ont porté à Ceylan et dans les îles de France et Bourbon ; la Chine le reçoit en 1820. De Bombay, il passe, en 1821, à Mascate, franchit le détroit d'Ormus, pénètre, d'un côté, en Arabie ; et de l'autre, prenant deux routes différentes, il envahit la Perse et la Turquie d'Asie, atteint Astrakan, à l'embouchure du Volga, d'où il disparaît l'année suivante. La Perse le subit plus d'une fois après sa première invasion. A la fin de 1829, il afflige Téhéran ; en 1830, il décime Tiflis, dépasse les bornes de l'Europe ; et le 28 septembre de la même année, il arrive à Moscou.

L'espèce d'indifférence avec laquelle les esprits observateurs voient le mal de l'Inde parcourir l'Asie, commence à cesser : sa présence sur les bords de la Moskwa leur fait croire qu'il ne s'arrêtera point dans sa marche. Les gouvernemens s'inquiètent, les médecins sont en alerte ; déjà plusieurs offrent leur panacée : cependant le choléra s'avance par la Podolie et la Volhinie ; et comme si l'héroïque Pologne n'avait pas assez des Russes à combattre, il entre à Varsovie dans le mois de mai 1831.

La maladie gagne successivement presque toute l'Europe. J'ai nommé la Russie et la Pologne ; j'ajouterai la Prusse, la Hongrie et la Bohême ; l'Autriche et les autres états d'Allemagne ; le Danemarck et la Suède ; l'Angleterre, l'Ecosse et l'Irlande ; la Belgique et la Hollande ; plus tard elle s'établira à Lisbonne et à Porto.

Le choléra paraît à Hambourg le 7 octobre ; huit jours après, un bâtiment sorti de ce port le conduit à Sunderland, d'où il arrive à Londres le 11 février suivant. Le 15 mars, on l'annonce à Calais. A partir de ce moment, nos craintes se changent en effroi : on ne peut plus se faire illusion : la France sera dépeuplée par ce redoutable fléau. Dès le milieu de février, quelques cas douteux sont observés à Paris. Plusieurs médecins y reconnaissent le choléra ; d'autres n'y voient pas tous les symptômes qui lui sont propres ; mais le 24 mars il n'existe plus d'incertitude : le choléra asiatique, avec tous ses caractères de malignité commence à y exercer ses ravages. Bientôt la contagion (1) fait des progrès rapides; tous les quartiers en sont atteints ; des familles et presque des rues entières disparaissent : la mortalité est effrayante. La seule journée du 9 avril (le mal est dans son apogée), compte plus de neuf cents décès. Malheureusement dans cette période d'exacerbation, le zèle des médecins, que l'on ne saurait trop louer (2), demeure sans succès : *La mort arrive et toujours la mort.*

(1) Je me sers indifféremment, dans ce Mémoire, des mots *choléra*, *contagion*, *épidémie*, pour ne pas toujours répéter le premier de ces noms. Je suis loin de prétendre, par là, que la maladie soit contagieuse ou épidémique.

(2) Voici, comme l'une des preuves de ce que j'avance, une lettre écrite le 10 avril, au préfet de la Seine, par Gustave Etoc-Demazy, et que signèrent avec lui ses camarades de la Salpêtrière :

Monsieur le Préfet,

« Chaque jour voit s'étendre les progrès de l'épidémie et diminuer « le nombre des élèves appelés à secourir les pauvres. Des choléri- « ques vont être placés dans les Greniers d'abondance; plusieurs « médecins de la Salpêtrière dirigeront ce nouvel hôpital. Favorisés « que nous sommes par le rapprochement de ces deux établissemens, « nous serions heureux de donner, sous la direction de nos Maîtres, « des soins à ces malades. Dès à présent, M. le Préfet, l'adminis- « tration peut disposer de nous : jeunes encore, nous pouvons réunir

« Cependant le péril ne les effraie point. Jour et nuit, la même activité, le même élan de philantropie les conduit partout où la douleur et l'infortune les appellent ; et s'ils voient tant de victimes échapper à leurs soins et à leurs fatigues, tous, du moins, ont la conscience qu'aucun dévouement ne pouvait les arracher à la fureur du mal, et tous trouveront leur plus douce, leur plus noble récompense, dans cette pensée du grand et vertueux Boerhaave : *Les meilleurs malades sont les Pauvres : Dieu se charge de payer pour eux.* » (1)

Ces fâcheuses nouvelles, connues incontinent sur tous les points de la France, y portent partout la désolation ; partout aussi elles font languir le commerce et paralysent l'industrie.

« un nouveau service à notre service de chaque jour ; nos forces ne « nous démentiront point. »

Nous avons l'honneur d'être, etc.

ETOC-DEMAZY, *Camille* BERGEON, BEAU, *Mathieu* ALÈGRE, NÉLATON, *Théophile* BOTTU, *Théodore* LEMASSON.

(JOURNAL DES DÉBATS, *du vendredi* 13 *avril* 1832).

En lisant cette lettre, qu'un père donne de son fils, on m'accusera peut-être de vanité. Je répondrai que je l'ai trouvée si honorable pour son auteur, que, quel qu'eût été son nom, je l'eusse également reproduite.

(1) Les caractères de la maladie étaient ceux-ci : vomissemens et diarrhée de matières blanchâtres, liquides; crampes violentes dans les bras, les jambes et les flancs; froid glacial de la peau et de la langue, avec sentiment d'une chaleur brûlante à l'intérieur; suppression des urines, décomposition des traits, enfoncement des yeux dans les orbites; teinte livide, quelque fois bleuâtre de la peau; effacement du pouls.

Une circonstance particulière vient encore ajouter à nos alarmes. Un jeune homme plein d'avenir (1), notre compatriote, que j'avais vu, à la dernière distribution des prix, ployer sous le poids des couronnes, revenait de Paris, fuyant le choléra. Par devers Chartres, il se sent indisposé; il arrive à grand'peine à Courville, où l'hospitalité lui est un instant refusée; puis il meurt frappé de l'épidémie. Son âge, sa modestie, une capacité peu commune, lui avaient fait des amis et des admirateurs. Depuis peu de mois il s'était séparé de son père, lui laissant, comme gage de sa tendresse, les lauriers qui avaient paré son front : séparation douloureuse et qui l'eût été bien davantage, si on eût pu prévoir qu'on ne se verrait plus. D'autres parens ont tremblé pour leurs fils : mais tous n'ont pas été aussi malheureux.

Le choléra s'annonce dans le département de Seine-et-Oise quatre jours après son arrivée à Paris ; dans ceux d'Eure-et-Loir, de Loir-et-Cher et de l'Orne, le 8 avril ; d'Indre-et-Loire, le 19 ; de Maine-et-Loire, le 8 mai ; et le 6 juillet, dans celui de la Mayenne (2) ; ainsi, de toutes parts, il menace notre département que ces tristes rapports glacent de terreur. Placés comme nous le sommes au milieu de l'épidémie, déjà atteints de la cholérine, son avant-cou-

(1) M. Auguste Maigné, étudiant en droit, décédé le 10 avril, à l'âge de 19 ans.

(2) La mortalité des cholériques, dans ces départemens, au 1.er janvier 1833, les militaires non compris, était : pour Eure-et-Loir, 946; Loir-et-Cher, 619; Orne, 170; Indre-et-Loire, 330; Maine-et Loire, 549; Mayenne, 109. Le bourg d'Authon (Loir-et-Cher), situé à 6 ou 7 kilomètres est-nord-est de la lisière de la Sarthe, a compté 15 ou 20 morts de l'épidémie. Le mal y avait été communiqué, selon les apparences, par deux nourrices venues de la capitale, et qui succombèrent les premières.

reur ordinaire, comment se flatter que, seuls, dans l'Ouest, nous serons assez heureux pour échapper à cette grande calamité (1)? Les gens de l'art, comme les autres citoyens, attendent à chaque instant l'invasion. Les entretiens de tous les jours roulent presque uniquement sur le choléra : presque tout le monde avoue sa vive inquiétude. Des hommes graves, d'ailleurs courageux dans des circonstances difficiles, sont épouvantés au point de s'interdire la fréquentation de leur société habituelle, et même la lecture des journaux ; d'autres, au contraire, affectent une sécurité qui n'est pas dans leurs cœurs ; quelques uns sont assez stupides pour nier jusqu'à l'existence de la maladie, dont ils attribuent l'invention à une politique infernale ; les plus raisonnables, tout en reconnaissant l'imminence du danger, font, de la résignation, une vertu. « Evitons, se disent-ils, tout ce qui peut occasionner le choléra ; combattons-le, s'il se présente ; et si nos moyens sont impuissans, que nos destinées s'accomplissent ! » Mais qu'il est difficile de voir d'un œil stoïque

(1) A quoi attribuer cette *heureuseté*, comme dit un vieux poéte? Nos relations avec les lieux infectés n'ont pas été interrompues un seul instant; aucune chaîne de collines ne sépare Authon du pays Fertois; Morannes, de l'arrondissement de la Flèche. Nos rivières viennent des cantons où règne la contagion, et les principales se rendent à Angers, siége de l'épidémie. Nous avons des sols marécageux : je citerai pour exemple le territoire de St.-Denis-d'Orques et des prés qui bordent le Loir; les vents sont, je pense, les mêmes que ceux qui soufflent chez nos voisins; ici, comme ailleurs, une partie de la population est misérable et adonnée à l'ivrognerie. D'où provient donc l'état salubre de notre contrée, pendant que le choléra porte la désolation tout autour de nous? Je n'en sais rien. J'avoue, sur cette chose, ma profonde ignorance, et je laisse aux habiles le soin d'expliquer cette singulière anomalie.

l'arrivée d'un mal aussi grand, inconnu dans sa nature, qui frappe comme la foudre, et qui, presque toujours, n'a de terme que la mort, dans les angoisses les plus horribles !

Tous les prophylactiques sont mis en usage, soit par le conseil du médecin, soit d'après ses propres inspirations. On emploie les chlorures, le camphre, le vinaigre commun, celui des quatre voleurs, les plantes aromatiques et jusques au mercure renfermé dans un tube ! La peau est excitée par des linimens ; on se couvre de laine ; on boit des infusions chaudes de tilleul, de thé, de menthe et de camomille ; la sobriété, la continence et la propreté sont beaucoup plus observées que dans les tems ordinaires ; on évite le froid, l'humidité, quelquefois même les grandes réunions ; et les gens pieux implorent, par leurs prières, la miséricorde du Tout-Puissant.

Cet état d'appréhension et de sollicitude diminue peu à peu. On se relâche dans ses précautions, parce que l'habitude de craindre diminue la frayeur, et que l'esprit s'accoutume à l'idée d'un péril dont on est incessamment menacé. Néanmoins on revient au régime, quand la recrudescence a lieu, soit à Paris, soit dans les lieux qui nous avoisinent.

Un événement que l'on prévoyait peu et auquel les gens sensés avaient peine à croire, fait un moment diversion à nos tristes pensées. Le retour d'une malheureuse Princesse, qui emportera avec elle le souvenir de son imprudence, devient le signal d'une insurrection dans nos contrées ; insurrection d'un moment, parce qu'elle est sans appui, qu'elle ne compte qu'un petit nombre d'anciens et fidèles serviteurs, d'individus la plupart sans considération, et à leur tête des hommes assez peu réfléchis pour se dévouer à une cause aussi aventureuse que le succès en est impossible.

Cette fièvre politique passée, on retombe dans les sombres préoccupations du choléra, car il moissonne encore autour de nous : cependant il diminue chaque jour davantage ; et aux approches de l'hiver, il disparaît pour ne plus revenir.

Si le pays qui nous environne se réjouit, avant la fin de l'année, de la disparition du choléra, Paris, qui a tant souffert, continue de perdre de ses habitans ; et ce n'est que vers le premier mars 1833, que l'épidémie abandonne enfin cette malheureuse cité (1).

Sur quatre-vingt-six départemens, dont se compose la France, cinquante en ont été atteints : le nôtre n'en fait point partie, quoique, je le répète, tout le rayon qui l'entoure en ait ressenti les terribles effets (2).

—

§. 2.

Mesures prises par l'Administration et par les Commissions de salubrité, en général, et par la ville du Mans en particulier.

Dès le 13 octobre 1831, alors que le choléra était encore à quelques centaines de lieues de France, la Société de Médecine de la Sarthe, prévoyant le danger qui nous menaçait, arrête qu'une commission prise dans son sein, exa-

(1) Le département de la Seine a eu 44,811 cholériques jusqu'au 1.er janvier 1833 ; 21,531 ont perdu la vie.

(2) Les cinquante départemens réunis ont compté 229,534 malades de l'épidémie, et 94,666 morts, les militaires exceptés ; ce qui peut faire un total de 100,000 environ. (Voir le *Tableau* placé à l'Appendice).

minera la question de savoir s'il ne serait pas utile d'engager l'autorité supérieure à établir des conseils de salubrité dans le département. Les commissaires nommés pour cet effet sont MM. Etoc-Demazy, P. Vallée et Mordret. Ils présentent un rapport le 10 novembre, dans lequel ils font sentir l'urgence de cette mesure ; et peu de jours après, le président et le secrétaire de la Société se rendent auprès de M. Victor Tourangin, préfet de la Sarthe, pour lui exprimer le vœu de la Compagnie. Ce magistrat, avec son zèle accoutumé, prend de suite leur demande en considération, et charge le Maire du Mans de la faire exécuter, pour ce qui concerne cette ville.

Un arrêté de la Mairie, du 14 du même mois, prescrit la formation d'un *Comité de Salubrité*, composé de

MM. Mallet, médecin, président de la Société de Médecine;

P. Vallée, Mordret, } médecins, membres de la même Société;

Etoc-Demazy, pharmacien, vice-président de la Société de Médecine ;

Guéranger, pharmacien, membre adjoint de la même Société.

Le 28 novembre, le Comité nomme, pour son président, M. le docteur Mallet, et M. Guéranger pour son secrétaire. Ses réunions ont lieu à l'Hôtel-de-Ville.

Le Comité porte d'abord son investigation sur les rues, places et autres lieux publics, que la négligence de la police laisse dans un état de malpropreté extraordinaire. Le 12 décembre, un rapport général est adressé à la Municipalité. Il indique les abus qui existent, les moyens de les faire disparaître, et sollicite la suppression du Grand-Cimetière, qui touche la ville au sud, et son établissement au nord et à la distance voulue par la loi. Le même jour il décide qu'il visitera les maisons d'aliénés, et qu'il signalera les négligences que l'on remarque de la part des vidangeurs.

Le 9 février 1832, une lettre de la Préfecture prévient le Comité que ses attributions s'étendent sur les communes de Sainte-Croix et de Saint-Pavin.

Le 15, le Comité arrête qu'un établissement situé à Sainte-Croix, où l'on engraisse une très-grande quantité d'oies, sera désigné comme insalubre, et, comme tel, devant être transféré plus loin des habitations.

L'approche du choléra de nos frontières éveille plus particulièrement l'attention du Ministre des travaux publics. Les préfets sont chargés de prendre des mesures promptes et générales, commandées par la crainte d'une invasion prochaine. Un arrêté de celui de la Sarthe, du 22 février, remplace le Comité par une *Commission centrale de salubrité et de santé publique*, qui tiendra ses séances à la Préfecture. Elle se compose de MM.

Trotté de la Roche, membre du conseil-général, président;

Laroche, membre du conseil d'arrondissement;

Basse, maire du Mans;

Mallet,
Vallée,
Mordret,
Etoc-Demazy,
Guéranger, } membres de l'ancien Comité;

Mauduit, médecin-vétérinaire, membre adjoint de la Société de Médecine.

Une *Commission spéciale de salubrité* est également instituée dans chacun des arrondissemens de Mamers, de la Flèche et de Saint-Calais. Formée d'un conseiller d'arrondissement, qui la préside ; du maire de la ville chef-lieu, de trois médecins et de deux pharmaciens, elle correspondra avec la Commission centrale. Toutes se choisiront un vice-président et un secrétaire. Celle du Mans pourra être présidée par le Préfet ; et les trois autres par les Sous-Préfets. Des *membres correspondans* seront nommés dans les autres cantons.

La Commission centrale tient sa première séance le 19 mars, sous la présidence du Préfet. Elle nomme M. Mallet son vice-président, et M. Guéranger son secrétaire. Il est décidé que ses réunions ordinaires auront lieu le premier jeudi de chaque mois ; mais que, vu l'urgence, elles seront aussi fréquentes que les circonstances l'exigeront. La Commission arrête encore qu'elle visitera les hospices, la caserne, le collége, les séminaires et les prisons.

Le 22 février, le Maire engage la Commission à lui donner son avis sur le terrain désigné par le conseil municipal pour servir de nouveau cimetière. Trois membres le visiteront : ce sont MM. Trotté de la Roche, Etoc-Demazy et Mauduit.

Le 28, un rapport de M. Guéranger signale des causes d'insalubrité qui existent au quartier de cavalerie.

Le 30, le Préfet charge la Commission de revoir l'instruction populaire sur le choléra, publiée par ordre du gouvernement, et d'y faire les changemens que la différence des localités pourrait exiger. La Commission arrête qu'elle proposera que l'on dispose le plus tôt possible deux salles de l'Hôpital nouvellement construites, pour recevoir les indigens qui seraient atteints par l'épidémie ; elle arrête aussi que plusieurs de ses membres visiteront les communautés religieuses et tous les établissemens où se trouvent des pensionnaires et autres écoliers. Des rapports sont faits par M. Etoc sur l'état sanitaire des prisons et sur le champ nommé les Couvens, situé au-delà de Beaulieu, entre l'ancienne route d'Alençon et la rivière de Sarthe. Ce terrain, au nord de la ville, et peu dominé par les lieux environnans, est considéré par le rapporteur comme très-propre à être converti en cimetière. (1) M. Basse soumet à l'assemblée un projet d'arrêté concernant l'hygiène publique.

Le 2 avril, le Maire rend un arrêté relatif à la propreté des lieux publics, la police des marchés, etc.

(1) Afin de prouver que, dans l'établissement des cimetières, on doit toujours préférer un sol sablonneux à un terrain composé d'argile, je crois devoir faire connaître ici l'opinion d'un savant chimiste sur ce sujet : Dans les terrains argileux, la dissolution des parties charnues est beaucoup retardée : la théorie l'indique et des faits nombreux peuvent être cités à l'appui. Il est de fait, par exemple, que dans la partie du cimetière du Père la Chaise, où sont placées les concessions à perpétuité, et dont le terrain est un calcaire très-argileux, les corps ne sont consommés qu'au bout de six ou huit ans; que dans l'autre partie, où se trouvent les fosses communes et qui est plus argileuse (glaise verte), il faut dix ou douze ans pour produire le même effet. Au cimetière Montmartre, de nature calcaire ou séléniteuse, il faut environ quatre ans pour la destruction des parties molles, effet qui est produit en un an ou dix-huit mois au cimetière Mont-Parnasse, situé sur l'autre rive de la Seine, et dont le terrain est sensiblement sablonneux. Il est donc nécessaire de choisir, autant que possible, des terrains *meubles* et sur-tout *sablonneux*, si le cimetière n'a pas une grande étendue (toujours relativement à la population); car si on était obligé de rouvrir les fosses avant quinze ou vingt ans, dans une terre purement argileuse, il en résulterait des inconvéniens pour la salubrité, et quelque chose de révoltant pour la morale publique.

Le même jour, la Commission, qui avait chargé MM. Vallée, Mordret et Etoc de revoir l'instruction sur le choléra, entend M. Vallée sur les légers changemens qu'on a cru devoir proposer à cet ouvrage, qui sera réimprimé et distribué à un grand nombre d'exemplaires. Le Préfet engage l'assemblée à lui désigner un médecin dans chacun des cantons de l'arrondissement du Mans, avec lequel elle puisse correspondre pour ce qui tient à la santé publique. La Commission décide que la Mairie sera priée de choisir, dans chaque quartier, des personnes propres à exercer une surveillance active sur tout ce qui concerne la salubrité, à signaler les abus qui existent et à recevoir des renseignemens à ce sujet. Il est également arrêté que, dans le cas d'invasion de la maladie, on établira un bureau de secours à l'Hôpital-Général; que deux médecins y seront toujours de service, et qu'ils auront à leur disposition des médicamens, afin de se porter à l'instant même par-tout où leur présence deviendra nécessaire. La Commission charge son Secrétaire de rendre compte, dans l'un des journaux de cette ville, de la partie de ses séances qui pourrait intéresser les habitans.

Un nouveau rapport est fait, sur l'état des prisons, par M. Etoc; un autre sur le collége et les séminaires, par M. Mordret.

Le 3 avril, circulaire du Préfet aux Maires annonçant la présence du choléra-morbus à Paris. Dans cette lettre, M. Tourangin les engage à calmer les craintes exagérées de leurs administrés, et leur indique des moyens d'hygiène qu'il convient de faire observer. « Si le choléra vient au Mans, leur dit cet honorable fonctionnaire, le premier qui en sera atteint recevra ma visite. » C'était le meilleur moyen de rendre le courage à ceux qui l'avaient perdu, et d'indiquer à tous la conduite qu'ils devaient tenir, dans une circonstance aussi critique qu'elle était nouvelle pour notre population. L'instruction sur l'épidémie est jointe à la circulaire.

Le 5 avril, arrêté du Maire qui divise la ville en vingt-sept quartiers et qui établit pour chacun d'eux une *Commission spéciale de perfectionnement et de surveillance de police sanitaire*, composée de trois membres.

Le même jour, délibération du conseil municipal qui autorise le Maire à faire, au nom de la ville, l'acquisition du champ des Couvens, sur la rive droite de la Sarthe, à l'effet d'y établir le nouveau cimetière. (1)

Le même jour encore, séance de la Commission. Les

(1) Cette pièce de terre, de 5 hectares 178.° (11 journaux 7711.°), appartient au terrain diluvien et offre, à une assez grande profondeur, du sable siliceux presque pur, du gravier et des cailloux roulés. C'est un carré long, irrégulier, bordé, de deux côtés, par de petits chemins dont l'un, au sud, conduit à la rivière. Le champ des Couvens a été vendu à la ville pour la somme de 17,450 fr.; sa clôture coûtera 11,500 fr., non compris la grille du portail et la chapelle. Le tout, les frais étant compris, formera un total de 30,263 f. 70 c. — Ce lieu de repos pour les uns, de méditations pour les autres, sera distribué irrégulièrement et planté de peupliers d'Italie. Des familles pourront y marquer l'espace qu'elles occuperont un jour, et sur lequel on placera la pierre modeste, ou le marbre fastueux;

« Et le cyprès funèbre, arbre mélancolique,
Arbre religieux, compagnon des tombeaux,
Qui vers l'azur du ciel élançant ses rameaux,
Fait voir à la vertu poursuivie et tranquille
Sa première patrie et son dernier asile...! »

ESMÉNARD, *La Navigation*, ch. VIII.

médecins du Mans et celui de Sainte-Croix sont présens. Ils déclarent s'en rapporter à la Commission pour ce qui regarde le bureau de secours qui sera établi à l'Hôpital, ainsi que pour le réglement du service qui, de leur part, sera tout à fait gratuit. Après qu'ils se sont retirés, l'assemblée décide qu'elle fera des visites dans les tueries, amidonnerie, etc.; et qu'elle écrira à la Municipalité pour lui demander la démolition de la Porte de la Cigogne, qui gêne la circulation de l'air dans les rues étroites, longues et tortueuses qui y aboutissent. Cette opération n'a pu avoir lieu que plusieurs mois après.

Le 6 avril, la Commission charge trois de ses membres de visiter une brasserie et des magasins de poissons salés. MM. Mallet, Mordret et Vallée sont désignés pour rédiger un réglement à l'usage du bureau de secours. L'assemblée arrête qu'il sera écrit au Maire pour lui demander que les harangs qui sont dans un mauvais état de conservation, soient portés hors de la ville; et que ceux qui seront reconnus pour éprouver une décomposition déjà avancée, soient enfouis au plus tôt. M. Blin, pharmacien, élu en remplacement de M. Guéranger, est présent à la séance. M. Etoc-Demazy est nommé secrétaire.

Animé de l'amour de la science et de celui du bien public, encouragé d'ailleurs par l'administration, M. Suhard, jeune médecin du Mans et secrétaire de la Société de Médecine de la Sarthe, part, le même jour, pour Paris avec l'intention d'y étudier le choléra. C'était le tems où la classe indigente, portée en foule dans les hôpitaux, y recevait les secours de quelques heures, passant avec une extrême rapidité de la santé à la maladie, et de celle-ci à la mort.

Le 7 avril, M. Blin communique à la Commission un rapport sur une visite faite chez un charcutier, des marchands de poissons salés et dans une brasserie; M. Vallée lit un autre rapport touchant une amidonnerie et des dépôts de fosses d'aisance.

Le 10, la Commission adopte un projet de réglement, rédigé par M. Vallée, pour le bureau de secours. Il reçoit également la sanction des médecins de la ville, qui sont presque tous présens. La Commission décide qu'il sera proposé à l'administration de faire préparer un second hospice pour les cholériques, que l'on établira dans l'ancien Hôtel-Tessé, aujourd'hui le Petit-Séminaire.

Le 12, la Commission se rend dans cet établissement, avec le Préfet et M. Delarue, architecte du département, afin d'aviser aux moyens de le rendre propre à sa nouvelle destination.

Le 13, le conseil municipal, ayant sous les yeux un état, fourni par l'administration des hospices, des objets nécessaires pour se préparer à tout évènement, vote une somme de 1500 f., somme bien inférieure à celle demandée, mais qu'il a jugée suffisante pour le moment.

Le même jour, M. Mordret fait connaître à la Commission l'état des boucheries qu'il a visitées avec l'un de ses collègues, et celui d'autres établissemens. L'assemblée demande à la Municipalité que les fumiers soient portés hors de la ville, au plus tard, tous les huit jours.

Le 18, lettre du Préfet aux Maires concernant la salubrité. Elle traite des chemins, des rues, des places publiques; des eaux, des égoûts, des lieux d'aisance et des vidanges; des animaux morts; des denrées, des boissons et des commestibles ; des charlatans et des remèdes secrets ; des établissemens insalubres.

Le 19 avril, Souscription ouverte à la Mairie pour venir au secours des cholériques, en cas d'invasion de l'épidémie.

Le 20, la Commission écrit au Préfet et au Maire pour leur signaler, comme étant contraire à la santé, l'existence de beaucoup de lieux sur les égoûts de la ville. (1) (Cet abus n'a pas disparu). M. Mauduit fait un rapport sur des fossés vaseux qui longent la route de Pontlieue, du côté de la Mission. M. Blin entretient l'assemblée de sa visite dans plusieurs tueries et boucheries.

Le 22, Lettre du Préfet au Président de la Commission de salubrité, au sujet d'un incendie qui a eu lieu la nuit dernière, et pour lequel les citoyens se sont exposés au chaud, au froid, à l'humidité et aux fatigues corporelles, toutes choses qui prédisposent au choléra. Il demande un rapport sur les résultats qui en ont été la suite, et en particulier pour ce qui concerne la courageuse compagnie de pompiers.

Le 30, le Maire communique à la Commission une lettre de M. Pavet de Courteille, né au Mans, agrégé à la Faculté de Médecine de Paris, par laquelle ce généreux citoyen offre à ses compatriotes ses services et son expérience, dans le cas où le choléra-morbus se répandrait dans la Sarthe.

Le 2 mai, séance de la Commission. Les médecins du

(1) Cette usurpation, qui date peut-être de tems immémorial, n'en est pas moins un abus. On jette souvent dans ces égouts des débris de cuisines de toutes sortes. Réceptacles de détritus et de matières fécales, ils exhalent, par leurs bouches, des vapeurs aussi méphitiques qu'elles sont désagréables à l'odorat.

Mans sont présens. M. le docteur Suhard, de retour de Paris depuis quelques jours, rend compte à l'assemblée de ce qu'il a vu dans les hôpitaux de cette malheureuse cité, au sujet du choléra. Il donne aussi lecture de sa correspondance avec le Préfet. Plusieurs médecins déclarent avoir traité des malades qui ont offert une complication de symptômes, dont quelques-uns semblent participer de l'épidémie régnante, tel que le refroidissement des extrémités.

Le 3 mai, les Conseillers municipaux, réunis, s'engagent individuellement à verser une somme spécifiée à la caisse municipale, en faveur des indigens qui seraient atteints par l'épidémie. D'autres souscriptions sont ouvertes dans les bureaux des trois feuilles politiques qui s'impriment en cette ville. Cet appel, fait à l'humanité des habitans, est entendu par eux, et beaucoup s'empressent de se faire inscrire. Si l'épidémie se fut montrée dans nos murs, je ne fais aucun doute que les sacrifices n'eussent été en raison des besoins qui se seraient fait sentir.

Le 21, arrêté du Maire sur la police sanitaire des hôtelleries, pris à l'occasion de la foire de la Pentecôte.

Le 7 juin, la Commission écrit à la Mairie afin de lui faire sentir la nécessité d'engager les hôtes à ne pas réunir trop de voyageurs dans un même appartement, pour y passer la nuit.

Le 21, le Président fait observer à la Commission que le choléra existant toujours à Paris et dans les départemens qui nous avoisinent, il pense qu'il devient nécessaire de prévenir l'autorité du relâchement que l'on remarque dans la propreté des rues, cours particulières et autres lieux. Cet avis est pris en considération par l'assemblée.

Le 30, arrêté du Maire qui prescrit l'arrosement des

rues. Peut-être eût-il mieux valu ordonner seulement le lavage des ruisseaux.

Le 5 juillet, la Commission écrit à la Municipalité pour l'engager à faire blanchir l'intérieur des maisons des pauvres, avec la précaution d'ajouter un quarantième d'oxide de calcium à une quantité donnée de chaux. Cette sage mesure n'a pas reçu d'exécution.

Le 15, le Préfet demande à la Commission s'il serait désavantageux d'autoriser les écourues sur les trois principales rivières du département. L'assemblée est d'avis de ne pas refuser cette unique occasion de réparer les écluses, moulins, etc., aussi long-tems que le choléra ne sera pas parmi nous, en observant les précautions qu'elle indique, celle sur-tout de ne pas attendre le rouissage des chanvres.

Le 21, la Commission reçoit une lettre de la Préfecture, qui appelle son attention sur les inconvéniens qui pourraient résulter du rouissage des chanvres. Les commissaires croient que cette opération peut-être permise, mais en exigeant toute fois qu'elle ne se fasse qu'à une distance de cent mètres au moins des villes, villages ou hameaux, en amont des cours d'eau, et à cinquante mètres seulement en aval; et toujours au moins à la première de ces distances, quand elle se pratiquera dans des eaux dormantes. La dessication de cette plante textile ne devra aussi avoir lieu qu'à cent mètres au moins des maisons agglomérées. A la demande de M. Tourangin, la Commission désigne MM. Vallée, Etoc et Mordret pour rédiger une instruction sur les règles hygiéniques qu'il convient d'observer pendant les chaleurs.

Le 24, ce travail, présenté à la Commission par M. Vallée, est adopté par elle et livré à l'impression.

Le 26 juillet, circulaire du Préfet aux Maires, et envoi de l'instruction sur les moyens de se conserver en santé à l'époque la plus chaude de l'année.

Le 10 août, circulaire et arrêté de la Préfecture relatifs au rouissage du chanvre.

Le même jour, la Commission écrit à la Mairie pour l'engager à faire publier de nouveau son arrêté du 2 avril, sur la salubrité publique, sans néanmoins prescrire l'arrosement des rues; mais elle croit devoir conseiller le lavage des ruisseaux. Elle invite encore la même autorité à vouloir bien avertir les citoyens du danger qui résulterait pour eux d'un usage peu modéré de fruits crus, et surtout de melons.

Nota. J'ai pensé que je devais me borner à citer les séances ou les parties des séances de la Commission qui pouvaient offrir quelque intérêt. La dernière, tenue pour le choléra, a eu lieu le 13 septembre.

Mesures prises dans les autres villes de l'arrondissement du Mans.

BALLON. La situation topographique de cette petite ville, assise sur une éminence et balayée par tous les vents, inspire de la confiance à sa population; confiance en partie fondée, mais qui ne doit pas empêcher les précautions qu'un mal aussi grave doit faire prendre dans toutes les localités : aussi les moyens de propreté sont-ils mis en usage, ainsi que l'emploi des chlorures. Un terrain convenable eût même été acheté, pour le convertir en cimetière, sans la pénurie de la caisse municipale.

(M. Guiet, *adjoint*).

LA SUZE. Aussi-tôt que l'alarme se répand dans le pays, cette très-petite ville, dont l'humanité égale le patriotisme, ouvre une souscription qui s'élève à plus de douze cents francs, indépendamment des objets de literie et autres offerts par la charité publique. Un local vaste et bien aéré est destiné à servir d'hôpital. Toutes les mesures de salubrité prescrites par la Préfecture, reçoivent la plus entière exécution.

(M. Guérin, *maire*).

MONTFORT. M. Guiet, juge de paix et membre de la commission de salubrité, visite toutes les communes du canton et signale au Préfet les lieux publics malsains, les cimetières trop petits et trop rapprochés des habitations. Diverses mesures sont recommandées. M. Jeslin, chirurgien, offre de traiter gratuitement les malades pauvres ; et M. Chauvel, pharmacien, de leur fournir des médicamens sans bénéfice : exemple honorable et qui a dû se reproduire dans beaucoup d'autres communes du département. Les habitans aisés sont disposés à faire des sacrifices en faveur des malheureux.

(M. Guiet, *juge de paix*).

SILLÉ-LE-GUILLAUME. L'administration fait préparer deux salles de l'Hospice pour recevoir les pauvres qui seraient atteints du choléra : douze lits y seront placés. Les immondices et les fumiers sont partout enlevés ; et on apporte généralement plus de soin pour tenir propres les rues et l'intérieur des maisons. Quelques habitans emploient de l'eau chlorurée.

(M. Bachelier, *adjoint*).

ARRONDISSEMENT DE LA FLÈCHE.

COMMISSION SPÉCIALE DE SALUBRITÉ.

MM. Leroyer de la Motte, membre du conseil d'arrondissement, président ;
Bertrand-Geslin, maire ;
Lespine, Lemercier, } médecins ;
Pérou, chirurgien de l'hospice.
Didier-Perrinelle, Dubois, } pharmaciens.

LA FLÈCHE. Un rapport fait à la Mairie, par la Commission de salubrité, renferme des vues extrêmement sages. Il indique à l'autorité les mesures qu'il convient de prendre tout d'abord, et celles que nécessiterait l'invasion du choléra-morbus. Les premières consistent dans les moyens de propreté des lieux publics et particuliers, l'enlèvement des matières qui tombent en putréfaction, l'écoulement des eaux stagnantes, le dégagement de chlore, la suppression des écourues sur le Loir, le choix d'un terrain à l'est pour servir de nouveau cimetière ; les secondes, nécessitées par l'apparition de l'épidémie, dans l'éloignement des abattoirs, la suspension momentanée des travaux pour la fabrication de la colle et du noir animal ; dans la diminution du son pour le glas des funérailles. On aurait allumé des feux de bourrées de pin, mises en réserve pour cet effet, afin de renouveler l'air en établissant des courans. Ce moyen, plus propre à agir sur l'esprit de la multitude, qu'à prévenir le mal, a été mis en usage au Collége militaire. La souscription ouverte en faveur des malheureux a produit quatre mille francs.

Une adresse, du 24 avril, de M. Bertrand-Geslin, maire, à ses concitoyens, écrite dans un style simple et affectueux, a dû tranquilliser un peu les esprits, en leur inspirant de la confiance. On y lit cette phrase remarquable : « En présence du danger qui nous menace TOUS, les passions politiques doivent se taire ; tous les membres de la famille fléchoise doivent se considérer comme frères et s'entendre pour faire face au péril commun. »

(M. BERTRAND-TOUTAIN, *adjoint*).

LE LUDE. Des mesures générales de salubrité sont prises et ponctuellement exécutés. En cas d'invasion, les classes de l'école primaire des Filles de la Miséricorde recevront les lits de réserve de l'Hôpital : la ville se charge de pourvoir au reste. L'hospice temporaire sera desservi par les sœurs hospitalières.

(M. VERGER, *maire*).

SABLÉ. La Mairie fait enlever tout ce qui peut contribuer à vicier l'air par des émanations de matières en décomposition ; et les rues sont arrosées pendant les chaleurs. Si la contagion se fût répandue dans la ville, deux salles de l'Hôpital, servant de classes pour l'école des filles, et une troisième, pour l'enseignement mutuel, auraient été pourvues du mobilier nécessaire pour recevoir les cholériques indigens. Pour se le procurer, on eut fait un appel à la générosité des Sablesois qui se fussent empressés d'y répondre.

(M. DUGUÉ, *maire*).

ARRONDISSEMENT DE MAMERS.

COMMISSION SPÉCIALE DE SALUBRITÉ.

MM. Chevalier, membre du conseil d'arrondissement, président;
Villaine, maire;
Chaplain-Durocher, Rosiau, Brebion, } médecins;
Yvon, Cattois, } pharmaciens.

MAMERS. La séance d'installation de la Commission de salubrité a lieu le 20 mars. On y désigne un correspondant pour chacun des cantons. Des commissaires sont chargés d'inspecter les établissemens publics. A la suite d'un rapport adressé au Sous-Préfet et au Maire, sur l'état des lieux et sur les moyens sanitaires qu'il convient d'employer, une ordonnance de police est publiée; et quelque tems après une *Instruction sur la conduite à tenir pour se préserver du choléra*, est distribuée aux habitans. Les ordures sont enlevées, les rues lavées; on visite les magasins de poissons salés, les tueries et les boucheries. Les fonds votés par le conseil municipal sont employés à faire blanchir les maisons des pauvres et à des distributions de secours. On leur fournit aussi de l'eau clorurée, mais une fois seulement, persuadé que l'on est que cet agent chimique a été inutile à Paris, et qu'il peut-être dangereux pour les personnes qui ont le larynx et les bronches très-sensibles. L'Hôpital est disposé de manière à recevoir un plus grand nombre de malades; il est un moment résolu d'en établir un autre : mais la diminution de l'épidémie dans la capitale fait que l'on ne donne pas de suite à ce projet.

(M. Brebion, *sec. de la C.on de salubrité*).

BEAUMONT-SUR-SARTHE. Un arrêté de la Mairie ordonne toutes les mesures que l'état des choses et l'hygiène publique recommandent. On fait nettoyer les cours et l'intérieur des maisons ; laver les canaux souterrains ; on remplit les cavités des rues et des places ; les immondices sont par-tout enlevées ; on engage même les habitans à ne plus nourrir, dans la ville, les animaux qui y répandent une mauvaise odeur ; les douves et les fosses d'aisance placées au-dessus des anciens fossés, sont comblées ; on pourvoit de *Menthe* et de chlorure de chaux les édifices publics et les instituteurs. Beaumont, et ses environs sur-tout, comptent beaucoup de malades : les symptômes qu'ils éprouvent se rapprochent de ceux de la cholérine.

(M. Dufour, *maire*).

BONNÉTABLE. Une ordonnance de police, en date du 2 avril, prescrit le nettoiement des lieux publics, le lavage des ruisseaux, celui des canaux, etc. Elle recommande des précautions de ce genre aux tanneurs et bouchers, qui ne devront pas garder chez eux les matières qui seraient tombées en putréfaction. Ils tiendront dans leurs ateliers des vases à large ouverture contenant de l'eau chlorurée. Les habitans sont invités à faire blanchir à la chaux l'intérieur de leurs maisons, dont ils auront soin de renouveler l'air ; à ne pas sortir, le matin, sans avoir mangé, et à s'abstenir de liqueurs fortes et de tous excès.

Je suis étonné que l'administration de cette ville, importante par sa population, n'ait pas pris de mesures extraordinaires pour offrir un asile aux indigens qui auraient pu être atteints par l'épidémie.

(M. Pageot, *maire*).

FRESNAY. Le Maire avertit ses administrés des précautions que nécessite la peur d'une invasion. Les fumiers disparaissent; défense est faite aux bouchers de tuer dans les rues : (mesure qui devrait toujours avoir lieu, et qui est prescrite autant par la morale que par la salubrité). Les maisons particulières et les établissemens publics sont visités avec soin. On fait blanchir à la chaux; les indigens sont pourvus de chlorure; une souscription est ouverte pour fournir des secours à domiciles et pour faire les frais d'un hôpital temporaire.

(M. Levrard-Duronceray, *maire*).

LA FERTÉ-BERNARD. Dès le 1.er avril, des mesures de salubrité sont prises par le maire, M. Clotté, de concert avec ses collègues de Cherreau, Cherré et Saint-Antoine-de-Rochefort. Les murs de l'Hôpital, où l'on admettra les cholériques de ces quatre communes, sont blanchis avec un lait de chaux; de nouvelles salles vont être garnies d'un mobilier suffisant, dû à la bienfaisance des citoyens. Les sœurs, les employés et les vieillards de cette maison reçoivent des ceintures de flanelle. Le régime sera plus restaurant. Le nombre des couvertures et des draps est augmenté, et l'on achète un calorifère. Une somme de quinze cents francs, destinée à faire face aux dépenses que pourra occasionner l'épidémie, est votée par le conseil municipal. Du chlorure est partagé entre les pauvres. Le zèle actif et éclairé du premier Magistrat se multiplie en raison des craintes et des besoins qu'accroit encore la présence du choléra à Authon, bourg touchant à l'est le Fertois. La plus grande propreté règne partout.

La voiture qui conduisait le corps de Madame le Gras du Luart, morte à Paris de la contagion, s'étant arrêtée dans le faubourg St.-Barthélemi, y cause de vives inquiétudes : ce qui met la police dans la nécessité d'ordonner son prompt départ.

(M. Etoc-Latouche, *de la C.on de salubrité*).

ARRONDISSEMENT DE SAINT-CALAIS.

COMMISSION SPÉSIALE DE SALUBRITÉ

MM. Dagoreau père, médecin, président ;
Bazin, maire ;
Lhermite, médecin ;
Lussault, chirurgien ;
Guibert, Thérion, } pharmaciens ;
Chancerelle, propriétaire.

SAINT-CALAIS. Un arrêté de la mairie, du 24 novembre 1831, crée un comité de salubrité composé de cinq membres, lequel est remplacé par une commission spéciale qui visite avec un soin tout particulier les divers quartiers de cette ville. Un rapport fort bien fait de M. le docteur Lhermite, secrétaire de la commission et adjoint municipal, indique à l'autorité les abus qui existent et les moyens d'y remédier. Les fumiers et autres immondices disparaissent ; l'intérieur des prisons est blanchi. Si le choléra paraît, les vingt-huit lits de l'Hospice seront mis à la disposition des malheureux qui en seront atteints, et ce nombre pourra être augmenté en raison des besoins. Cette maladie qui est à Vendôme sur la fin de juin, augmente l'inquiétude des Calaisiens.

(M. Lhermite, *adjoint*).

CHATEAU-DU-LOIR. Nulle part, peut-être, dans la Sarthe, on a fait autant, aussi bien et aussi vîte que dans cette ville, qui renferme des citoyens si amis de leur pays, si dévoués pour tout ce qui est utile et généreux.

Le 2 avril, les administrateurs de l'Hospice décident qu'un grand corps de bâtiment, situé près de cette maison, sera disposé pour recevoir les malheureux qui seront attaqués par l'épidémie. En peu de jours, une salle propre et bien aérée est prête; et un marché, passé avec un marchand de meubles, l'oblige à fournir tous les lits qui lui seront demandés. Une autre pièce est convertie en cabinet de bains. Le 12, le Maire nomme une commission dont les visites s'étendent jusque dans les habitations particulières. Le 13, une ordonnance de police prescrit les mesures sanitaires que nécessitent les craintes d'une prochaine invasion. Le riche fait blanchir à ses frais la maison du pauvre. Un Bureau de bienfaisance reçoit les dons volontaires. Les indigens sont visités de nouveau. On pourvoit à leurs besoins de tous genres : des draps de lit, des chemises, des vêtemens leurs sont distribués; tous reçoivent du pain; et le Bureau veille à ce que leur nourriture soit plus abondante et plus alimenteuse. Ces secours sont continués aussi long-tems que la contagion reste menaçante.

(M. Voisin, *adjoint*).

LE GRAND-LUCÉ. Sitôt que l'épidémie cause des inquiétudes sérieuses, une Commission est nommée. Elle inspecte la ville et ses environs; fait connaître les précautions de salubrité que les circonstances exigent et que l'autorité s'empresse de mettre à exécution. Les rues sont nettoyées et arrosées chaque jour.

(M. FERRAND, *maire*).

VIBRAYE. La ville est plus propre que par le passé; les fumiers n'y sont plus conservés; on dégage du chlore dans les établissemens publics, et dans quelques habitations particulières.

(M. CHAUVEAU, *adjoint*).

§. 3.

Cholériques arrivés malades dans ce département.

QUAND j'ai écrit que notre département était demeuré vierge au milieu de l'épidémie qui régnait dans ceux qui nous environnent, je n'ai pas voulu dire qu'aucun cas de choléra grave n'y eut été observé : quelques voyageurs y sont entrés malades, et l'un d'eux y a perdu la vie.

Le 8 août 1832, entre six et sept heures de l'après midi, arrivent à Sablé deux militaires du 31.e régiment de ligne, offrant les caractères du choléra, à la période dite d'asphixie.

Premier Cas. L'un, Joachim, parti bien portant, la veille au matin, de Mayenne où règne l'épidémie, était couché à Laval. Dans la nuit, à trois heures, il est réveillé par des coliques violentes qui sont suivies de diarrhée et de vomissemens abondans. Néanmoins Joachim se met en route le sac sur le dos : mais au milieu de l'étape, épuisé de fatigues, il monte sur les bagages, passe à Meslay dans le plus fâcheux état, d'où il est conduit à Sablé. Ce malade, traité par M. le docteur Lecouteux, présente les symptômes suivans : extrémités froides, recouvertes d'une sueur visqueuse; nez effilé et froid, yeux ternes, cachés dans le fond des orbites; pommettes saillantes et froides, langue grisâtre et froide jusqu'à l'orifice du pharynx; pulsations nulles aux artères et même au cœur; vomissemens et diarrhée de matières glaireuses, d'une odeur de cadavres; abattement extrême et agitation considérable des extrémités, causée par la violence des crampes; ardeur violente dans l'estomac et le long de l'œsophage; ventre douloureux, sur-tout vers l'épigastre. Joachim ne peut souffrir le poids de sa couverture; il est très-oppressé et respire à peine. Les urines sont suspendues depuis l'invasion du mal, et cependant la région de la vessie est déprimée. La peau de la face, du cou et de la partie supérieure de la poitrine est bleue; celle des extrémités a une teinte brune, terreuse. Tous les moyens employés pour réchauffer ce militaire sont infructueux. Vers deux heures après minuit, l'haleine devient glaciale et fétide; le malade est encore plus froid; la bouche reste béante, les yeux se ferment et s'enfoncent de plus en plus; il survient du hoquet, et la mort arrive à la suite d'une courte agonie, vers trois heures du matin, vingt-quatre heures après l'invasion.

Deuxième Cas. L'autre militaire, nommé Weisbroon, éprouve aussi tous les symptômes du choléra, moins la diarrhée. Plusieurs applications de sangsues, de cataplasmes émolliens placés sur les morsures, de sinapismes aux pieds provoquent une réaction suivie d'une sueur des plus abondantes. Le malade entre en pleine convalescence et guérit.

Troisième Cas. Louis-François Hamelin, âgé de trente-six ans, garçon d'un marchand de bœufs, revenait de Chartres par Illiers, où règne le choléra : il couche dans la dernière de ces villes. Arrivé, le 20 du mois d'août, au hameau des Guillotières, commune de Cherré, près la Ferté-Bernard, il éprouve un sentiment de malaise général, de lassitudes. Bientôt après surviennent des vomissemens, de la diarrhée, avec douleurs abdominales ; des crampes aux membres inférieurs et dans les différentes parties du corps. La face est décomposée, la bouche de travers ; les machoires se contractent et se serrent comme dans le tétanos ; la peau est froide dans toutes ses parties. Le second jour, la diarrhée et les vomissemens disparaissent ainsi que les douleurs : il ne reste de tout ce désordre qu'une grande faiblesse. On applique au malade un sinapisme sur la région pectorale et dix sangsues sur l'épigastre. On le frictionne sur le corps et sur les membres pendant la durée des douleurs ; des bouteilles d'eau chaude sont placées le long du tronc et aux pieds. Le malade éprouve une soif ardente que l'on appaise en lui donnant de l'eau très-froide et en petite quantité. Pendant huit jours, il laisse fondre dans sa bouche de petits morceaux de glace. Hamelin garde le lit un mois sans pouvoir se lever ; sa convalescence est de six semaines.

Je fais mes remercîmens à mon ami, M. Callu, vétérinaire instruit, à l'obligeance duquel je dois ces détails. Il demeure auprès de la maison où se trouvait le malade, et tient de Hamelin les renseignemens qu'il m'a donnés. J'espérais les recevoir d'un médecin que je ne nommerai pas, et qui avait pris des notes sur la maladie et le traitement de ce cholérique : mais je n'ai pu jouir d'un avantage qu'il eût pu si facilement me procurer.

Un *quatrième Cas* a été observé à Mamers et traité par M. le docteur L. Brebion, médecin de cette ville. Voici ce qu'il a la complaisance de m'apprendre à ce sujet : Un Jongleur, qui arrivait de Paris, tombe malade et présente réunis les symptômes du choléra-morbus : déjections alvines et vomissemens copieux et fréquens, tenant en suspension une matière albumineuse blanchâtre ; crampes vives et très-douloureuses, urine rare, soif inextinguible, pouls très-petit, peau refroidie. Cette affection paraît grave d'abord et cause, le premier jour, de vives inquiétudes au médecin ; mais enfin elle cède à un traitement approprié, et se termine par la guérison.

§. 4.

Choléras légers ayant pris naissance, dans ce département, sur des personnes qui ne s'en étaient pas absentées.

Je suis disposé à croire que les cas de choléra que je vais rapporter ne sont pas les seuls : qu'il en a existé d'autres en 1832, sur lesquels aucuns rapports n'ont été faits.

Premier Cas. François-Balthasar Damotte, suisse à la cathédrale, âgé de soixante-cinq ans, d'une constitution pléthorique, et faisant quelque fois des écarts de régime, éprouvait, depuis quelques jours, une diarrhée avec coliques. Le 18 août, il survient des vomissemens et des déjections de matières blanches dans un liquide jaunâtre ; des crampes violentes dans les molets et les bras ; du hoquet. Le pouls est petit ; la peau et le bout de la langue sont froids, et surtout les extrémités qui commencent à être violâtres. Des bains chauds, des cataplasmes sinapisés et des bouteilles d'eau chaude ; une potion rafraîchissante, de l'eau de Seltz et de l'eau froide prises en petite quantité, ramènent peu-à-peu la chaleur à la peau et diminuent les autres accidens. Trente heures après, le malade était dans un état satisfaisant. J'ai vu, disait à la Commission de salubrité, mon excellent ami le docteur Vallée, médecin de Damotte, ce malade avec trois de mes confrères, dont l'un a traité un grand nombre de cholériques à l'hospice de la Salpêtrière et aux Greniers d'abondance de Paris, et l'opinion de ce jeune compatriote est la même que la mienne, c'est à dire qu'il le considère comme ayant été pris d'un choléra spasmodique léger, tel qu'il en a existé dans la capitale et ailleurs, avant que l'épidémie ne se déclarât avec le caractère algide que l'on observe dans le choléra bleu. Le malade s'est promptement rétabli.

Deuxième Cas. Alexis Pautonnier, âgé de trente-deux ans, journalier à Chemiré-en-Charnie, se couche bien portant le 23 août, à neuf heures du soir. Une heure après, il éprouve des nausées et des vomissemens. Les matières rejetées sont glaireuses, insipides, inodores, assez semblables à de l'eau de riz, avec un léger sédiment pultacé. Ces accidens sont accompagnés de coliques violentes et de diarrhée. Les déjections alvines ressemblent aussi à de l'eau de riz, et contiennent des flocons. L'urine est supprimée; il existe une sensibilité vive à l'épigastre et dans plusieurs régions du ventre. Le malade est agité ; la gorge et la bouche sont sèches ; des crampes très-douloureuses se font sentir dans tous les membres ; il survient des angoisses, des défaillances et un froid notable. L'excavation des yeux est profonde, et l'altération des traits considérable ; le pouls, déprimé, est presque filiforme. Les ongles ainsi que l'extrémité des doigts prennent une teinte bleue. La respiration est courte, accélérée, haletante. M. Bernier, médecin à Brûlon, qui a eu la bonté de me transmettre ces détails, arrive douze heures après l'invasion. Le malade est saigné au bras, on lui applique des sangsues sur l'estomac et sur l'abdomen; ses jambes et ses pieds sont recouverts de cataplasmes sinapisés, et tout le ventre d'un cataplasme émollient et opiacé. On place auprès du malade des bouteilles d'eau chaude. Il prend une potion avec le sirop de morphine, et pour boisson de la limonade froide. Des lavemens d'amidon laudanisés sont ajoutés à ce traitement. Ces moyens provoquent la réaction : la chaleur et l'urine reparaissent; et peu-à-peu le malade entre en convalescence. Pautonnier a perdu tous les ongles des doigts et des orteils à la suite de cette maladie.

---

§. 5.

Choléra spasmodique grave, ayant pris naissance dans ce département.

UNE partie de ce mémoire était imprimée, quand j'ai reçu de la Flèche l'observation suivante, que je dois à la complaisance de M. le docteur Lespine, mon confrère à la Société des Arts.

Madame Aubry, demeurant à la Flèche, âgée de vingt-sept ans, d'une bonne constitution et d'un tempéramment lymphatico-sanguin, était accouchée depuis deux mois, mais ne s'était qu'imparfaitement remise, quoiqu'elle s'occupât des soins de son ménage et de son commerce. Elle conservait une irritation chronique des intestins, sous l'influence de laquelle elle était encore, lorsque le 13 mai 1832, après s'être fatiguée beaucoup au travail de son magasin, elle se sentit atteinte, la nuit, de fortes douleurs dans le ventre, de vomissemens et de selles fréquentes; de crampes vives, etc. Aussi-tôt, saignées générales et locales, potion opiacée, cataplasmes et lavemens émolliens : ces derniers avec addition de laudanum. Frappé de l'augmentation rapide des symptômes, M. le docteur Renou, qui donnait ses soins à la malade, appelle M. Lespine et deux autres confrères, le lendemain, à sept heures du soir. Il leur est facile, à tous, de reconnaître, à la nature des déjections, aux crampes, à l'enfoncement des yeux, à la face hippocratique et à la froideur du corps, tous les caractères du choléra asiatique. Déjà les mains et les avant-bras sont frappés de cyanose; la langue est froide. Malgré le traitement le plus méthodique et le plus actif, Madame Aubry succombe trois jours après l'invasion. Ses parens n'ont pas cru devoir permettre l'autopsie.

C'est le seul cas de ce genre qui ait été observé dans cette ville, où l'on a vu beaucoup de cholérines; mais aucune n'a été suivie d'accidens fâcheux.

Je ne puis m'empêcher de témoigner ici tout mon étonnement de ce que la maladie et la mort de Madame Aubry soient restées inconnues à la Commission centrale de salubrité, et peut-être même à l'Administration supérieure de ce département.

—

§. 6.

Deux observations de maladies mortelles, qui semblent être le choléra-morbus, quoiqu'elles datent des quatre derniers mois de 1831.

Je trouve encore dans ma correspondance deux observations que je crois assez curieuses pour être rapportées ici. La première est de M. Pépin, chirurgien à Connerré ; la seconde, de M. Lefèbvre, docteur en médecine à Ecommoy. Lorsqu'elles ont été faites, l'existence du choléra-morbus en France n'avait pas été constatée : cependant elles semblent l'une et l'autre se rapporter à cette maladie. Je laisse aux médecins, seuls partie compétente, le soin de décider la question.

Première Observation. Madame Brodereau, de Connerré, âgée de soixante ans, d'un tempéramment bilieux et d'un caractère irrascible, est prise tout-à-coup, dans la matinée du 23 septembre, de coliques avec déjections de matières glaireuses très-putrides, et de vomissemens. Ce qu'on lui donne à boire est rejeté avec effort. Trois heures après, la circulation est sensiblement interceptée dans toutes les extrémités, devenues froides : le cœur seul offre des pulsations. Des crampes très-douloureuses se font sentir dans les membres et surtout aux extrémités inférieures ; le ventre est météorisé ; les bras et les jambes se contractent ; la malade conserve sa connaissance jusqu'à la mort, qui arrive trente-six heures après l'invasion. On ne dit pas que l'autopsie ait été faite.

Seconde Observation. Le sieur Papin, de l'âge de trente-cinq ans, cultivateur au Vaillant, commune d'Ecommoy, jouissait de la meilleure santé, lorsque le 2 décembre, à six heures du matin, il éprouve des coliques très-violentes. M. Lefèbvre est appelé : mais il était absent. De retour à son domicile, un commissionnaire arrive du Vaillant pour lui demander seulement des remèdes. Sur quelques données vagues, ce médecin conseille de réchauffer le malade. Les évacuations par bas et les vomissemens sont copieux. Trois heures après, le docteur Lefèbvre est appelé pour la seconde fois. L'état de Papin est grave. Quand le médecin arrive, les extrémités ainsi que la face sont considérablement refroidies ; le pouls est petit et concentré, les yeux sont enfoncés et caves ; la voix est sépulcrale. Les douleurs vives qu'éprouve le malade, diminuent ; il se plaint moins, et prend d'une potion légèrement antispasmodique. On essaie inutilement de le réchauffer par des frictions et des sinapismes. La nuit suivante, vers une heure et demie du matin, les douleurs augmentent de nouveau. Bientôt le moribond semble ne plus souffrir : il se retourne et meurt, après vingt heures environ de maladie. Examiné plus tard, le corps était livide. Des taches violettes couvraient la face postérieure du tronc et des membres ; et les yeux étaient aussi desséchés qu'ils le sont d'ordinaire plusieurs jours après la mort.

Le premier de ces cas réunit tous les caractères du choléra, moins la cyanose, qui n'est pas toujours constante, et l'enfoncement des yeux dont on ne dit rien. Dans le second, on indique de très-fortes douleurs. Le médecin a peu vu le malade, et peut-être que les autres personnes n'ont pas su reconnaître les crampes qui existaient probablement.

§. 7.

Maladies prises un moment pour le choléra.

L'ADMINISTRATION, et par suite la Commission centrale de salubrité, sont informées, à diverses reprises, que des personnes atteintes de maladies, dont plusieurs ont succombé, sont soupçonnées d'avoir été prises de choléra. Le Préfet envoie sur les lieux, pour connaître la vérité, MM. les docteurs Mordret et Suhard. A Savigné-l'Évêque, c'est une femme malade d'une indigestion ; à Maigné et à Tassé, deux hommes meurent de fièvres pernicieuses; à Pirmil, un individu éprouve des fièvres intermittentes que guérit un sel de quinine. Dans la même commune, un enfant souffre d'une entérite qui disparaît à la suite d'applications émollientes. M. Beauzon traite, à Sillé-le-Guillaume, un individu d'un embarras gastrique, accompagné de symptômes nerveux, qui simulent un instant ceux du choléra. Une femme, à Chemiré-le-Gaudin, est attaquée d'une colite violente, et guérit de cette maladie. On croit aussi à Montfort, à l'apparition de l'épidémie. Il en est de même à Saint-Denis-d'Orques, où une jeune fille succombe à une apoplexie du cerveau. Une femme meurt au Mans, rue Bretonnière, d'une gastro-entérite, malheureusement traitée par un homme bienfaisant, mais dont les occupations sont tout-à-fait étrangères à l'art de guérir. Quelques caractères de sa maladie donnent de l'inquiétude : inspection faite du cadavre, on reconnaît qu'elle n'est point celle que plusieurs personnes avaient soupçonnée.

§. 8.

Maladies prédominantes au Mans, durant la période de choléra dans les départemens qui nous environnent.

Tous les médecins ont fait la remarque que, pendant cette époque, ils avaient eu moins de malades à traiter que dans les tems ordinaires.

Avril 1832. Coliques avec diarrhée ou vomissemens (cholérines). Un seul cas a été accompagné de crampes et de froids aux extrémités. Catarrhes bronchiques.

Mai. Rougeoles, affections catarrhales modifiées, diarrhées.

Juin. Diarrhées simples et compliquées, coliques, fièvres muqueuses.

Juillet. Coliques, diarrhées, vomissemens, catarrhes bronchiques, rougeoles.

Août. Diarrhées avec ou sans vomissemens, fièvres muqueuses, rougeoles, rhumatismes, congestions cérébrales.

Septembre. Diarrhées avec coliques, rhumatismes, fièvres intermittentes, fièvres muqueuses.

Octobre. Fièvres intermittentes parmi les militaires. Du reste, aucune prédominance.

Dans le cours des mois d'avril, mai, juin, juillet, août et septembre, les affections de l'abdomen ont été les plus nombreuses.

§. 9.

Opuscules publiés dans le département de la Sarthe, en 1832, sur le choléra-morbus.

1.° *Principes généraux sur la nature, le traitement préservatif et curatif du choléra-morbus, à l'usage de toutes les classes de la Société;* par A. LEPELLETIER, *chirurgien en chef de l'Hospice du Mans; précédés d'une notice sur l'itinéraire de cette maladie et de l'instruction populaire, revue par la Commission centrale de salubrité de la Sarthe.* Le Mans; Belon. Avril, 1832, in-12, 42 pages.

2.° *Emploi du chlorure de chaux comme préservatif du choléra*; par Ed. GUÉRANGER, 3 pages, faisant partie de la brochure ci-dessus.

3.° *Conduite à tenir pour se préserver du choléra*, 2 p. Cette courte instruction a été publiée à Mamers, par la Commission de salubrité.

4.° *Observations faites*, en 1826, *à St.-Brévin* (*Loire-Inférieure*) *sur le choléra-morbus*; par M. DROUET, membre de plusieurs sociétés savantes. Le Mans; Belon, 1.er mai 1832, 16 pages in-8.°

L'auteur de cet écrit ayant été atteint d'une maladie que l'on a considérée comme le choléra spasmodique, ou *trousse-galant*, ce qui n'est pas la même chose, se crut, de prime à bord, empoisonné par un sel de cuivre. Il fit en conséquence usage d'eau albumineuse, dont il se trouva bien. Il la prescrivit à d'autres malades qui en éprouvèrent aussi du soulagement. C'est donc pour conseiller l'essai de cette boisson aux cholériques de 1832, que M. Drouet a publié cette notice.

—

§. 10.

Liste alphabétique des médecins, nés dans la Sarthe, qui ont reçu une médaille de la ville de Paris, en reconnaissance des services qu'ils ont rendus, en 1832, pendant que le choléra désolait cette capitale.

ETOC-DEMAZY (Gustave), du Mans; premier interne des hôpitaux de Paris; nommé médecin en chef de l'Asile de la Sarthe (Hospice des Aliénés du Mans). — Service de la Salpêtrière et de l'Hôpital temporaire de la Réserve. — Porté par l'Administration des hospices.

FISSON (Ambroise), du Mans; élève en médecine. — Bureau temporaire du neuvième arrondissement. — Désigné par la Mairie.

PAVET DE COURTEILLE (Charles), du Mans; agrégé de la Faculté de Médecine de Paris. — Service de l'Hôpital temporaire des Bons-Hommes. — Présenté par la Mairie.

POIRIER (Hyppolite), de Mamers; élève en médecine. — Bureau temporaire du huitième arrondissement. — Indiqué par la Mairie.

VOISIN (Félix), du Mans, docteur en médecine. — Service de l'Hôpital temporaire de la Réserve. — Choisi par l'Administration des hospices.

§. 11.

Résumé des paragraphes précédens, et indications de moyens sanitaires.

J'AI rendu compte, au commencement de ce Mémoire, des maladies pestilentielles ou épidémiques qui ont affligé le Maine, dans le cours de quinze siècles. J'ai fait connaître le chemin parcouru par la dernière. Je l'ai prise, en 1817, s'acheminant des bords vaseux du Gange, lieu de son berceau; je l'ai suivie vers le nord pendant treize ans qu'elle a mis à gagner les bornes de l'Asie; et lorsqu'elle a tourné à l'ouest, je l'ai encore suivie dix-huit mois jusqu'à son arrivée à Paris, après une course de trois mille lieues. A peine quinze jours s'étaient-ils écoulés, je l'ai montrée s'annonçant sur plusieurs points des départemens qui nous limitent au nord et à l'est; et, trois mois plus tard, frappant tous ceux qui nous environnent. J'ai essayé de peindre l'impression produite en France, et en particulier dans la Sarthe, par un mal aussi grave qu'il était nouveau pour nous. J'ai dit la crainte et la pusillanimité des uns, l'apparente sécurité des autres, la résignation de plusieurs, et l'imbécile incrédulité du plus petit nombre. J'ai rapporté les moyens prophilactiques mis en usage, la diversion produite un moment sur les esprits, la mortalité causée par l'épidémie, enfin sa disparition, après une année de séjour dans notre patrie (1). J'ai exposé les mesures prises pour

(1) Depuis quelque tems, le choléra reparaît à Londres, à Bristol, à Amsterdam, à Rotterdam, à Anvers et à Bruxelles. Quinze lieues

préserver le pays de la contagion, et pour secourir les personnes qu'elles pourrait atteindre; j'ai enregistré des observations recueillies sur des cholériques, arrivés malades dans notre département; d'autres, d'individus légèrement atteints, dans cette localité, de la même affection; un seul cas de choléra grave, et deux autres observations de l'année 1831, qui semblent appartenir à cette épidémie. J'ai cité sommairement les maladies prises un instant pour le choléra, ainsi que celles qui ont prédominé au Mans pendant la période épidémique. J'ai donné les titres des opuscules publiés dans la Sarthe au sujet du mal de l'Inde. Enfin j'ai consigné les noms de ceux de nos compatriotes, auxquels la ville de Paris a décerné des récompenses, pour les services qu'ils ont rendus pendant que l'épidémie décimait ses malheureux habitans.

Il ne me reste plus qu'à indiquer ce qu'il convient de faire pour se préserver, autant qu'il est possible, des funestes atteintes du choléra-morbus; en suite je passerai en revue les choses inutiles et quelque fois dangereuses que l'on a préconisées, sans qu'il en soit jamais résulté d'avantages connus.

Les moyens sanitaires employés sans l'avis des médecins, ou conseillés par eux et par les commissions de salubrité, ont été de bien des sortes : mais, je dois le dire, plusieurs sont loin de mériter la confiance qu'on a bien voulu leur accorder. Ceux dont l'usage me semble appuyé, si non toujours de l'expérience, au moins par une saine logique, sont les suivans :

séparent cette dernière ville de nos frontières : puisse-t-il ne les pas franchir !

(16 août 1833).

1.° Démolition des édifices qui gênent la circulation de l'air dans les rues étroites et tortueuses.

2.° Ecoulement des eaux vaseuses et croupissantes ; enlèvement des corps en décomposition, de ceux sur tout qui appartiennent au règne végétal (1).

3.° Propreté des rues, des places, des établissemens publics et des maisons particulières, dont l'air sera souvent renouvelé.

4.° Emploi d'eau chlorurée pour décomposer les émanations qui proviennent des substances organiques en décomposition, et pour rendre respirable l'air altéré par la présence d'un grand nombre d'individus (2).

(1) Long-tems on a considéré que les gaz produits par les corps animaux en putréfaction, étaient plus dangereux à l'homme que ceux qui proviennent des substances végétales également en décomposition : l'expérience et la chimie moderne nous ont appris que que c'était une erreur. L'enlèvement des corps du cimetière des Innocens, à Paris, commencé par un tems froid et continué lorsque les chaleurs furent venues, n'a occasionné aucun des accidens que l'on redoutait. La voirie de Montfaucon, dépôt des immondices de la capitale, où sont enfouis des milliers de gros animaux, et qu'annonce au loin une épouvantable odeur, est habitée par quelques familles, d'une santé robuste et que le choléra n'a point visitées. Il n'est pas rare d'y rencontrer de tout petits enfans, à figures fraîches et joyeuses, assis dans le squelette d'un cheval, au milieu de larves nombreuses qui se repaissent des restes d'une chair corrompue. Au contraire, le voisinage des marais où pourrissent des plantes en grande quantité, cause fréquemment des maladies graves, qui ne se guérissent bien que quand on s'éloigne d'un séjour aussi insalubre.

(2) Ce moyen est préférable aux fumigations guytonniennes ,orsqu'on veut désinfecter des lieux habités, ou ceux qui contiennent une notable quantité d'acide carbonique, parce que ce gaz, en

5.° Propreté des personnes; vêtemens de tissus légers et laineux sur la peau; exercice modéré.

6.° Régime ni débilitant, ni trop excitant; insolation des personnes et des habitations.

7.° Conserver, s'il est possible, la tranquillité d'âme.

8.° Eviter la colère, les exercices violens, les abus de tous genres; l'humidité, un prompt refroidissement, et, dans la même pièce, une agglomération habituelle trop nombreuse de personnes et d'animaux (1).

s'unissant à la chaux, dégage peu à peu le chlore de cet oxide, de manière à ne pas affecter désagréablement les personnes qui se trouvent dans la salle où se fait l'opération.

(1) Une ordonnance royale, du 3 décembre 1832, sur le service des maisons dites *Pénitenciers Militaires*, prescrit les mesures suivantes d'assainissement et de désinfection :

« Article 289. Dans les tems ordinaires, les ateliers et salles de l'infirmerie et autres sont assainis, chaque dimanche, au moyen d'un dégagement gazeux, provenant de l'exposition d'une solution aqueuse de chlorure de chaux.

— 290. Dans le cas d'épidémies ou de maladies sporadiques, les ateliers doivent être fumigés aussi souvent que cela sera jugé nécessaire, en prenant les précautions ci-dessous indiquées.

1.° Les croisées sont tenues ouvertes pendant toute la nuit du samedi au dimanche, si le tems le permet. Dans le cas contraire, elles sont ouvertes le dimanche matin, pendant au moins deux heures après le balayage.

2.° Au bout de ce tems, toutes les portes et les fenêtres sont refermées soigneusement, à l'exception de la porte de sortie. On dégage ensuite, dans la pièce, l'acide hydrochlorique et un peu d'oxigène de cette mixtion :

Prenez cinq onces de sel commun décrépité et pulvérisé; une once d'oxide noir de manganèse, aussi pulvérisé; acide sulfurique concentré, suffisante quantité pour former une pâte molle. Le mélange, contenu dans un vase placé sur un réchaud allumé, est

D'autres indications ont été faites. On a conseillé de ne pas craindre le mal, ce dont on n'est pas toujours le maître; de ne point s'enivrer; de placer partout du vinaigre aromatique, du camphre, des chlorures. Ces derniers me paraissent inutiles, si même ils ne sont dangereux, dans les salles habitées, propres et dont l'air se renouvelle avec facilité.

Il est certain que les gens froids, impassibles ont également été foudroyés par l'épidémie; que les ivrognes n'en ont pas bien plus souffert que les autres; et qu'elle a fourni des victimes dans les laboratoires où se prépare l'eau de Javelle (chlorure de potasse), comme dans les autres ateliers.

Quant au camphre, au vinaigre aromatique, au mercure, etc. je les laisse, comme *innocentes amulettes*, aux esprits crédules et assez simples pour y ajouter foi.

On se proposait encore, en certains lieux, d'essayer

porté et agité avec une spatule en bois dans toutes les parties de la pièce, qui est ensuite fermée jusqu'à l'heure de la reprise des travaux. Cette dose suffit pour une salle de trente à quarante mètres de long sur huit de large. Avant de pratiquer cette opération, toutes les serrures, plaques en métal, pênes, gonds et autres ferremens non transportables, sont huilés, afin de les préserver de l'oxidation. Chaque dimanche, de semblables fumigations sont faites dans les salles de l'infirmerie et dans les cellules de correction, qui auront été occupées pendant la huitaine, en apportant néanmoins dans les dispositions préparatoires les modifications indiquées par la différence des localités, et en fractionnant les doses selon la grandeur des chambres que l'on voudra assainir ».

Ne serait-il pas convenable d'appliquer ces procédés sanitaires aux classes des colléges, des écoles primaires, aux maisons d'asile, et en général à toutes les salles où se réunit journellement un assez grand nombre d'individus, sur-tout quand leur défaut d'aisance ne leur permet pas de se tenir aussi propres qu'ils en auraient le désir?

des préservatifs d'un autre genre; et à cette occasion je rapporterai l'anecdote qui suit : Dans l'une de nos plus jolies villes des bords du Loir, si, le matin, vers deux heures, par un ciel étoilé, comme à Paris, un vent sec eût apporté du nord-est un Être inconnu, froid, bleu, agité de mouvemens convulsifs, les yeux cachés dans leurs orbites : Oh! alors, le Pin eût brûlé résineux, pétillant odorant; il eût couvert d'une fumée épaisse la cité tout entière; on eût arrêté la fabrication de colle et de noir animal; éloigné les abattoirs; on eût fait toutes ces choses : et le Choléra, bleu et froid, eût ri d'aussi faibles moyens; et il eût donné la mort, comme si le Pin n'eût pas brûlé résineux, comme si les fabriques n'eussent pas suspendu leurs travaux, comme si les abattoirs eussent occupé leurs places accoutumées.

Si le choléra, qui touche la France au nord, vient encore y semer l'épouvante et le deuil; si, malgré toutes les précautions, il frappe quelqu'un d'entre nous, on doit appeler aussitôt un médecin : car c'est de la promptitude des secours que l'on peut espérer quelques chances de succès.

Les personnes qu'il atteint ressentent tout-à-coup des fatigues dans les membres, une pesanteur à la tête, comme lorsqu'on s'est exposé à la vapeur du charbon. Elles éprouvent des vertiges, des étourdissemens, une surdité légère. Le visage devient pâle, quelquefois il prend une teinte plombée, bleuâtre, avec altération profonde et *particulière* des traits; les yeux perdent leur éclat; la soif survient; puis les terribles symptômes que j'ai fait connaître.

Dans le cas où le médecin se ferait attendre, il ne faut pas rester oisif auprès du malade que l'on placera entre deux couvertures de laine préalablement chauffées. On promenera sur la surface du corps, à travers les couvertures, des fers à repasser chauds, ou une bassinoire que l'on arrêtera un instant sur l'estomac, sous les aisselles, sur le cœur et sur-tout sous les pieds. Les membres seront frictionnés fortement et bien long-tems à l'aide d'une brosse sèche. Deux personnes opéreront à la fois, avec l'attention de découvrir, le moins possible, le cholérique qui restera couché et toujours enveloppé dans un tissu laineux.

Avant que de terminer, je dois dire que magistrats, médecins, pharmaciens, citoyens de toutes les classes, presque tout le monde a fait son devoir. Les uns ont déployé un grand zèle et une grande activité; les autres ont offert leur ministère et leurs services. Les riches, de leur côté, ont ouvert leurs bourses; et plusieurs ont disposé d'une partie de leur mobilier en faveur des hôpitaux. On a trouvé dociles ceux qui manquent d'instruction; et la peur, souvent mauvaise conseillère, a servi plus, cette fois, que ne l'auraient pu faire toutes nos exhortations.

Je prie les personnes qui ont bien voulu m'adresser des matériaux pour la rédaction de ce mémoire, de recevoir, avec mes remercîmens, l'expression de ma gratitude et de mon affectueuse reconnaissance.

Ici finit ma tâche. Historien consciencieux, je me suis efforcé de peindre, sous ses véritables couleurs, l'état d'une population qu'environnait de toutes parts le triste choléra; et pour ne pas donner à mon récit une teinte trop rembrunie, je me suis isolé des idées chagrines qui parfois m'assiègent, dans la crainte qu'elles ne se reflétassent sur ce tableau, et ne le rendissent encore plus sombre que l'évênement lui-même que j'avais à raconter.

—

APPENDICE.

Tableau des effets du choléra en France, depuis son invasion jusqu'au 1.er janvier 1833, les militaires exceptés.

ÉPOQUE de L'INVASION.	NOMS DES DÉPARTEMENS.	NOMBRE DES	
		MALADES.	MORTS.
15 mars.	Pas-de-Calais. . . .	11508	4603
24	Seine.	44811	21531
28	Seine-et-Oise. . . .	9992	4314
1.er avril.	Aisne.	12953	5838
2	Seine-et-Marne. . .	21072	6915
3	Yonne.	9052	3262
5	Loiret.	2647	1522
5	Ardennes.	759	362
5	Nord.	11542	5567
6	Oise.	7665	4409
8	Seine-Inférieure. . .	6401	3012
8	Eure-et-Loir. . . .	1873	946
8	Loir-et-Cher. . . .	1212	619
8	Orne.	361	170
11	Marne.	23077	6834
11	Aube.	4457	2140
11	Indre.	361	180
12	Eure.	2023	846
12	Somme.	7959	3096
12	Haute-Marne. . . .	6940	1889
15 avril.	Loire-Inférieure. . .	1048	613
16	Meuse.	11316	4192
19	Côte-d'Or.	1158	578
19	Indre-et-Loire. . . .	654	330
23	Manche.	748	327
	Total.	201253	81711

ÉPOQUE de L'INVASION.	NOMS DES DÉPARTEMENS.	NOMBRE DES MALADES.	MORTS.
	Report.	201253	81711
25	Deux-Sèvres.	94	69
27	Moselle.	5572	2002
3 mai. .	Vosges.	1463	791
4	Meurthe.	3550	1349
8	Maine-et-Loire. . . .	1364	549
9	Côtes-du-Nord. . .	2910	1196
10	Nièvre.	1649	832
11	Finistère.	5813	2929
12	Cher.	107	73
10 juin.	Allier..	8	6
16	Haute-Saône.	278	126
18	Calvados.	731	346
10 juill.	Vendée.	671	403
4 août. .	Gironde.	473	331
6	Mayenne.	230	109
6	Charente-Inférieure.	1442	858
18	Ardèche.	55	33
25	Isère.	26	13
30	Charente.	25	16
31	Lot-et-Garonne. . .	360	214
5 sept. .	Ille-et-Vilaine. . . .	350	214
14	Drôme.	1	1
15	Gard.	17	10
20	Morbihan.	658	244
28	Bouches-du-Rhône.	436	239
	Total.	229534	94666

TABLE.

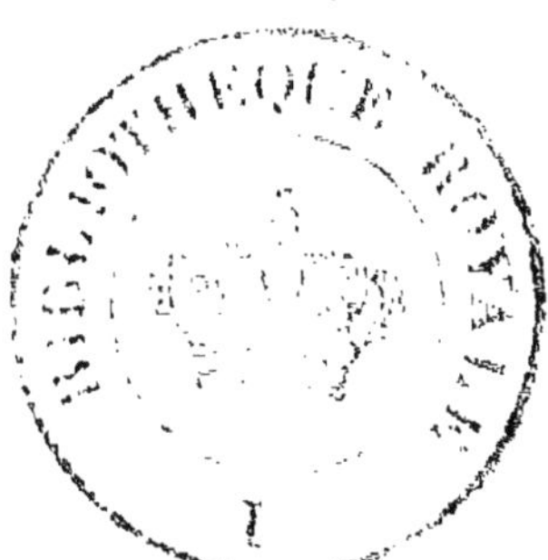

FIN.

www.ingramcontent.com/pod-product-compliance
Ingram Content Group UK Ltd.
Pitfield, Milton Keynes, MK11 3LW, UK
UKHW021015200726
13857UKWH00004B/1463

9 782012 883697